Prix de vente

Dr Gabriel BOURCET

De la Faculté de Médecine de Toulouse

Ancien Interne des Hôpitaux de Limoges

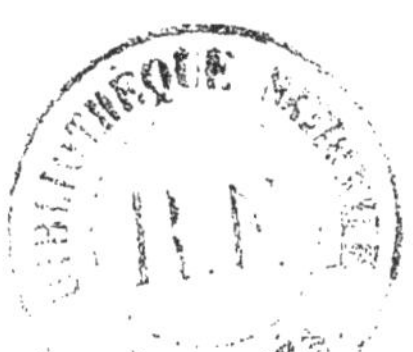

CONTRIBUTION A L'ÉTUDE DU TRAITEMENT

DE

L'Ostéo-Myélite chronique

Indications, Technique, Soins post-opératoires, Pronostic, Statistiques et Résultats

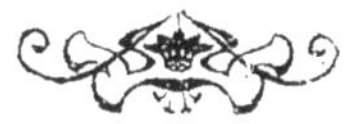

TOULOUSE

DIRION, Libraire-Editeur

22, Rue de Metz, 22

1921

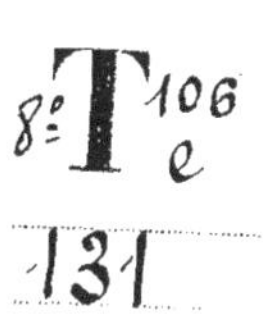

Dr Gabriel BOURCET
De la Faculté de Médecine de Toulouse
Ancien Interne des Hôpitaux de Limoges

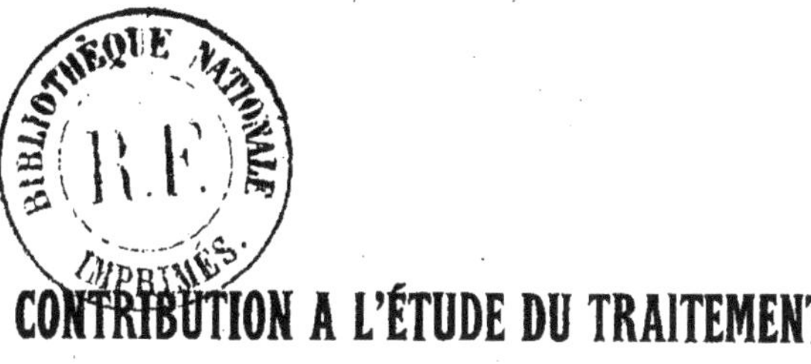

CONTRIBUTION A L'ÉTUDE DU TRAITEMENT

DE

L'Ostéo-Myélite chronique

Indications, Technique, Soins post-opératoires, Pronostic, Statistiques et Résultats

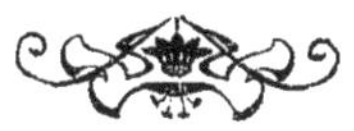

TOULOUSE
DIRION, Libraire-Editeur
22, Rue de Metz, 22

1921

A mon Père, à ma Mère

Témoignage de profond amour filial.

A ma Sœur, à mes Frères

A ma Tante, Madame MARTIN

Témoignage de ma profonde affection.

A la mémoire de mon Oncle

Nous conservons fidèlement le souvenir de ce savant dont la vie de labeur et de recherche sera pour nous un constant exemple.

A Madame et Mademoiselle BLANC

Dans ce public hommage, nous leur disons notre grande reconnaissance.

A Madame DEJEAN

En témoignage de toute la bienveillance qu'elle nous a manifestée pendant notre séjour à l'H. C. XII.

A mon Maître

Monsieur le Docteur VIGUIER

Nous ne saurions oublier ses conseils eclairés et toute la sollicitude qu'il nous a toujours témoignée, notamment pendant le semestre où nous eûmes l'honneur d'être son assistant à l'Hôpital militaire.

A Monsieur le Docteur GORSE

Professeur Agrégé à la Faculté de Médecine de Toulouse

A Monsieur le Docteur DAMBRIN

Professeur agrégé à la Faculté de Médecine de Toulouse

A Monsieur le Docteur DUCUING

Professeur agrégé à la Faculté de Médecine de Toulouse

A Monsieur le Professeur CAUBET

Professeur Agrégé

Chargé de cours de clinique chirurgicale à la Faculté de Médecine de Toulouse

Chirurgien de l'Hôtel-Dieu de Toulouse

Nous le remercions très sincèrement du grand honneur qu'il nous a fait en daignant accepter la présidence de notre thèse; nous le prions de bien vouloir agréer l'expression de notre respectueuse gratitude.

CONTRIBUTION à L'ÉTUDE

DU

TRAITEMENT de L'OSTÉO-MYÉLITE CHRONIQUE

INTRODUCTION

Nous nous proposons d'étudier les indications, la technique et les soins post-opératoires du traitement de l'ostéo-myélite chronique. A notre retour des armées, du mois de janvier 1918 au mois de janvier 1921, nous fûmes affecté au centre de chirurgie osseuse de la XIIe Région; et nous avons ainsi participé à la guérison de nombreux blessés qui, pour la plupart, après de longs mois d'hôpital et d'interventions ou trop timides ou trop parcimonieuses, désespéraient de voir se tarir leurs fistules osseuses. Il ne peut donc s'agir ici que du traitement des ostéites fistulisées consécutives aux fractures ouvertes ou à des traumatismes; toutefois, il nous a paru intéressant de montrer les bons résultats que peut donner une identique conduite dans le traitement des ostéo-myélites des adolescents. Et nous n'avons, dans toute cette étude, que la prétention bien modeste d'apporter à une technique mise au point par M. le Professeur Broca, des soins post-opératoires que nous pensons originaux, et les excellents résultats que nous avons, sous l'éminente direction de M. le docteur Viguier, aidé à réaliser. Cette étude s'appuie sur 85 observations de malades que nous avons aidé à opérer, que nous avons pansés et suivis jusqu'à leur sortie de l'hôpital; les examens radiologiques avant l'intervention et après la cicatrisation de la brêche opératoire ont été faits par nous-même.

Avant de terminer nos études médicales, qu'il nous soit permis de remercier M. le Professeur Caubet d'avoir bien voulu nous faire l'honneur de présider notre jury; nous lui exprimons notre gratitude pour l'accueil si bienveillant qu'il nous a réservé et pour les conseils éclairés qu'il nous a donnés.

CHAPITRE PREMIER

De l'intervention dans les Ostéïtes fistulisées

L'ostéo-myélite est une complication grave de l'inflammation de l'os; que cette inflammation soit causée par des agents venus de l'extérieur (fractures ouvertes), soit qu'un traumatisme fixe au point contus des agents pathogènes préexistants dans la circulation. « Par ses poussées aiguës à répétition, dit M. Jacob, elle diminue considérablement l'aptitude au travail du blessé, et elle l'expose à tous les dangers de l'infection chronique. Par la dégénérescence scléreuse des muscles, des vaisseaux et des nerfs qu'elle détermine dans le segment de membre atteint, par les phénomènes d'arthrite chronique qu'elle développe dans les articles voisins, elle entraîne toujours une gêne fonctionnelle, et parfois des accidents qui peuvent conréduire à l'amputation. » D'où la nécessité d'un traitement chirurgical actif et précoce dirigé contre le foyer osseux infecté.

I. — *Les indications de l'intervention.*

L'exploration au stylet de la fistule et surtout l'examen radiologique de l'os intéressé sont indispensables pour décider l'acte opératoire. Ce n'est pas l'existence d'un trajet qui amènera la décision : nous avons eu maintes fois l'occasion d'observer des fistules qui se fermaient spontanément dès qu'on cessait de les entretenir par des mèches étroites. C'est beaucoup plus la sensation de consistance, de résonnance de la partie osseuse à laquelle il aboutit; la sensation d'en mobiliser des fragments et l'examen radiologique précisera la forme, les inégalités et le contenu de la cavité ostéifiée.

L'intervention est inutile toutes les fois que l'on constate :

a) Que la cavité a été bien évidée et aplanie par une intervention antérieure ou qu'elle s'est comblée d'un tissu de nouvelle formation homogène, sans vacuole.

b) Qu'il n'y a pas de sequestre.

Pourquoi dans ces cas favoriser une réinoculation de l'os intempestivement avivé par un nouveau curettage dans une plaie qui est dans les meilleures conditions pour se cicatriser.

L'intervention est commandée par des formules inverses. Intervenir toutes les fois que la radiographie montre soit une cavité irrégulière, à géodes nombreuses surplombée par des bords à pic ou débordants, contenant des sequestres et des fongosités, soit une tunnellisation de l'os (tunnellisation fréquente des gros cals exubérants).

II. — *Technique de l'intervention.*

L'acte opératoire doit donc aboutir, pour que l'os soit dans les meilleures conditions de régénération, à une cavité bien régulière, bien évidée et aplanie, sans sequestre dont les bords soient le plus possible à niveau du fond de la brêche.

Aboutissant indispensable dont l'absolue nécessité est mise en relief par les travaux de M. Heitz-Boyer sur le mécanisme de l'ostéo genèse réparatrice (Communication à la Société de Chirurgie de Paris le 2 juillet 1919). M. Heitz-Boyer soutient non seulement l'origine osseuse de l'ossification, mais encore « sa nature essentiellement chimique ». Le foyer créateur est le tissu osseux préexistant mis en état d'ostéite raréfiante « ostéogénique »; il y a décalcification et libération des sels calciques qui seront fixés par tout tissu de nature conjonctive descendant dans la brêche. Cornil et Ranvier avaient déjà entrevu que « la raréfaction inflammatoire des os va préparer des matériaux de réédification ».

Le foyer d'ostéite se présente habituellement :

a) Sous forme d'une cavité anfractueuse, irrégulière, remplie de bourgeons fongueux, de pus, de sequestres parcellaires et limitée par une croûte épaisse d'ostéite condensante, particulièrement abondante pour les diaphyses péronnières et claviculaires, exubérante pour les os plats, l'os iliaque en particulier.

b) Soit sous forme d'une tunnellisation creusée en plein cal, lorsque l'ostéo-myélite a succédé à une fracture ouverte; là encore les bords des orifices sont éburnés, durs comme l'ivoire.

Cette éburnation bordante constante est « une cicatrice définitive ».

Il manque donc au foyer d'ostéite les deux éléments nécessaires à l'ossification réparatrice :

D'une part l'ostéite raréfiante incitatrice des bords.

D'autre part l'absence du « terrain de développement », du tissu conjonctif auquel les bords à pic et les anfractuosités ne permettent pas de descendre dans la cavité pour servir de travées directrices aux sels calciques libérés.

L'intervention y rémédiera :

a) En abattant les bords condensés;

b) En aplanissant la cavité;

c) En supprimant les séquestres et les bourgeons fongueux de mauvaise nature qui en tapissent le fond.

L'intervention est un véritable évidement et non un curettage, non plus que l'ablation de quelques séquestres à travers un orifice étroit. « L'évidement, nous dit Sédillot, est une opération par laquelle on creuse, on excave un os pour en séparer les parties malades et n'en laisser que les couches saines, périphériques, corticales ou sous-périostées médiates. » Nous avons vu souvent pratiquer cet évidement jusqu'à la moelle centrale.

S'il s'agit d'un tunnel trans-osseux, il faut abattre une des parois, le transformant ainsi en une encoche.

En résumé, les bords condensés sont abattus et mis de cette façon en état ostéogénique; les anfractuosités sont supprimées; à la curette on achève la toilette du foyer que le ciseau aplanit ensuite. Tous les efforts du chirurgien tendent à obtenir à la place d'une tunnellisation, de diverticules osseux ou d'une tranchée osseuse, une cavité plane, à niveau des tissus conjonctifs voisins qui peuvent y glisser pour servir de terrain fixateur aux sels calciques libérés et à leurs agents de mutation (cellules osseuses, myéloplaxes, leucocytes?) et nos soins post-opératoires pourvoieront à aider à ce glissement.

Et d'ailleurs n'est-ce pas là un fait assez souvent rencontré en pathologie que la suppuration persiste par maintien d'une cavité (fistules consécutives à un abcès (de la fosse ischio-rectale; fistules consécutives à un empyème par persistance d'une vaste poche pleurale) et dans ces cas, la technique opératoire s'inspire toujours de cette considération : en supprimant la béance de la cavité, on supprime par cela même la fistule et sa chronicité (débridement large de la fosse ischio-rectale; résection d'un plastron costal pour amener l'affaissement de la paroi thoracique sur le poumon rétracté). Et la technique opératoire qui réalise dans le traitement de l'ostéo-myélite chronique, l'aplanissement du foyer fera mieux que le simple curettage qui, bien que faisant la toilette des parois, laisse subsister l'encoche profonde que les tissus voisins ne pourront combler.

Pour hâter encore la fixation des sels calcaires, et le comblement de la brèche opératoire, Chaput, en 1904, eut l'idée d'y fixer « un terrain de développement » tout prêt. Supprimant ainsi le soin d'assurer la descente graduelle des tissus. Nous avons vu à l'hôpital militaire de Limoges, plusieurs tentatives de comblement immédiat de la brèche faite par l'intervention; notamment deux greffes graisseuses dans l'épaisseur du grand trochanter; tous ces essais furent des échecs : la greffe fut peu de temps après éliminée et la raison de ces tentatives malheureuses est toute entière contenue dans la phrase suivante de notre maître, M. le Professeur Caubet (Article de *Toulouse-Médical*, 1er octobre 1919 sur les greffes graisseuses).

« La tentative de greffe dans un os infecté est vouée à un échec certain. »

M. le Professeur Caubet conseille donc toutes les fois que la désinfection de l'os n'a pu être qu'insuffisamment réalisée, d'opérer en deux temps. « Après avoir pratiqué l'évidement de l'os, attendre quelques jours ou quelques semaines pour effectuer la greffe; on se trouvera alors dans les conditions les meilleures, surtout si on a utilisé cet intervalle pour désinfecter l'os. »

La technique de ce comblement graisseux est du reste minutieux et exige des précautions aseptiques absolues : on prélève le greffon dans le tissu adipeux abondant de la fesse ou dans l'épaisseur de la paroi abdominale antérieure, et on le met en place dans la cavité osseuse en ayant soin qu'il en déborde légèrement les bords « comme le bouchon de liège dépasse le goulot de la bouteille qu'il obture ». L'opération est achevée en prenant comme grande précaution de reconstituer, au-dessus du greffon, la paroi plan par plan.

Aux nombreux blessés de guerre qui nous arrivaient

après de multiples interventions, il nous était difficile de leur en faire accepter une nouvelle que nous aurions scindée en deux. D'ailleurs la technique que nous préconisons assure autant que cela se peut la suppression de la cavité par mise à plat du foyer; et les soins post-opératoires que nous allons décrire contribuent à la régénération osseuse sans intervention secondaire.

L'intervention dans les ostéo-myélites chroniques doit être faite suivant des règles anatomiques précises : chaque os a une face chirurgicale par laquelle il faut l'aborder :

Abord par la voie externe pour le fémur; la trépanation par incision interne ou postérieure serait difficile et dangereuse surtout.

Abord par la face interne pour le tibia.

Abord de l'humérus par incision longitudinale antérieure, dans le sillon delto-pectoral.

Abord du cubitus par sa face postérieure qui est superficielle.

Abord de la clavicule par sa face antérieure pour la même raison.

Autrement dit, les os longs ayant une face superficielle sont abordés par cette face; et pour aborder les diaphyses des os entourés d'un manchon musculaire, on doit tenir compte de leurs rapports avec les nerfs et les vaisseaux. Pour l'os iliaque, l'incision doit ménager les fibres importantes du grand fessier; elle doit donc leur être parallèle.

Par ces voies d'abord de l'os, il est fréquent de négliger, au début de l'opération, des trajets fistuleux que l'on curette ou excise ensuite.

Peut-on préconiser la même technique pour le traitement de toutes les ostéites, quelle que soit leur pathogénie? L'ostéite syphilitique a un traitement médical excellent, l'ostéite tuberculeuse se soigne par l'immobilisation, la cure marine, la ponction des abcès, et le dernier recours est la résection ou l'amputation. Mais l'ostéo-myélite des adolescents est justiciable de la technique que nous avons exposée; plusieurs de nos observations témoignent des excellents résultats obtenus par l'évidement large dans cette affection (Observations XVIII, XXIII, XXIV).

Une mention spéciale doit être faite pour les ostéites des os courts où la gouge, le ciseau, la curette pénètrent dans un tissu spongieux, ramolli, friable; la cavité ostéique n'a pas de parois nettes, et il est difficile d'apprécier le moment ou on arrive sur le tissu sain; les lésions sont celles de la carie tuberculeuse et Conrad préconise, comme pour elle, la résection.

CHAPITRE II

Les soins post-opératoires

Les résultats obtenus paraissent dus sans doute à la technique opératoire, mais aussi, pour une large part, aux soins post-opératoires qui doivent être l'objet d'une vigilance constante de la part du chirurgien. De leur bonne exécution dépend le succès du résultat final.

A notre sens, les soins post-opératoires doivent réaliser deux conditions :

1° La stérilisation de la plaie;

2° Le comblement méthodique de la brèche osseuse.

I. — *Stérilisation de la plaie.*

Elle est indispensable pour la réalisation de la seconde condition. Comme elle l'est pour la mise en place et la réussite d'une greffe graisseuse.

Pour stériliser l'encoche osseuse, on procède de la façon suivante : Quelques jours après l'intervention, du troisième au cinquième jour généralement, dès que l'hémorragie osseuse n'est plus à craindre, on installe l'irrigation intermittente au liquide de Dakin; pour ce faire, un drain est couché sur une compresse dans la brèche osseuse; on complète soigneusement le pansement, et, toutes les trois heures, une quantité de liquide égale au contenu facile à calculer de la plaie opératoire, est injecté. Un inconvénient fréquent à l'emploi de Dakin est l'érythème eczémateux des bords de la plaie; aussi lui a-t-on substitué, dans le service de chirurgie de la XII° région, la solution de chlorure de magnésium à 12 gr. 1 pour 1000, préconisée par M. Delbet.

Grâce à l'irrigation discontinue, la stérilisation chimique de la plaie est assurée; les infections secondaires sont évitées, comme aussi la réviviscence d'infection due à l'acte opératoire.

Après huit à dix jours, on voit apparaître à la surface de l'os, tout un semis de fines granulations rouges qui arrivent au bout de peu de temps à former une couche continue dont l'épaisseur augmente rapidement.

Des auteurs ont encore préconisé :

Des compresses de sérum hypertonique;

L'insufflation d'air chaud à l'aide du pistolet électrique; cette méthode qui consiste à envoyer sous pression l'air chargé de poussières et des agents pathogènes nombreux d'une salle de pansement sur une plaie que l'on veut stériliser, nous semble peu recommandable.

II. — *Le comblement de la cavité osseuse.*

La plaie est stérilisée; elle est apte à se combler. Pour hâter le travail de reconstitution osseuse, il faut s'efforcer de provoquer le glissement des tissus voisins vers le centre de l'encoche osseuse, où ils joueront sur toute l'étendue et en même temps « le terrain de développement ».

Ce glissement réussira d'autant mieux que les lambeaux auront une vitalité plus grande, et qu'ils seront constamment maintenus ou plutôt poussés vers le fond de la cavité.

Pour remplir ce double but, il importe d'exciser au moment de l'intervention le tissu cicatriciel, fibreux, adhérent, mal nourri qui avoisine le foyer ostéïtique, puis on assure le glissement par le « corsettage » des lèvres de la plaie : deux bandes de leucoplaste portant des crochets sont collées sur les bords de la plaie; une cordelière, en laçant d'un crochet à l'autre, attire d'une façon continue, et chaque jour davantage les lambeaux vers le centre, vers les bourgeons charnus émanés des canaux haversiens. Peu à peu, les « travées directrices » ainsi maintenues au contact des bords et du fond de l'encoche, arrivent à se fusionner avec les bourgeons charnus qui les pénètrent — et nous avons observé de vastes cavités se combler très vite en ne laissant qu'une dépression peu profonde — et partant, un déformation peu marquée du membre. L'examen radiologique pratiqué après cicatrisation montre nettement sur toute l'étendue de l'encoche, un tissu de nouvelle formation, moins opaque aux rayons, par conséquent moins dense, mais homogène.

La stérilisation des bandes de leucoplaste nécessaires au « corsettage » est obtenue facilement par le séjour pendant une semaine dans les vapeurs de formol en espace clos; l'adhérence du leucoplaste est entièrement conservée.

Le traitement thermal (Bagnères, Luchon, Amélie-les-Bains) active encore sans contestation le travail de régénération osseuse; mais il n'a qu'une indication post-opératoire. S'il est fort utile pour faire résorber des œdèmes durs persistants, pour supprimer les douleurs causées par des cals vicieux, ou pour activer la cicatrisation de plaies atones, granulant mal, ce serait une grosse erreur de croire qu'il peut à lui seul devenir curatif quand l'os est enflammé avec cavités fongueuses et surtout avec séquestres; dans ces cas, il est nuisible (Réunion des chirurgiens du Val-de-Grâce, 8 octobre 1919).

Adjuvant encore à la régénération osseuse après intervention, l'exercice du membre correspondant à l'os intéressé; il est indiqué lorsque la cicatrisation est obtenue. « L'ordonnement de l'os embryonnaire ne correspond à aucun plan régional ». L'architecture jusque là informe du segment reconstitué, va progressivement s'ordonner pour s'adapter aux besoins mécaniques du membre ». C'est la grande loi d'adaptation fonctionnelle de Le Dantec ; c'est dire encore que l'exercice déterminera la phase de remaniement osseux, de telle sorte que l'os de nouvelle formation en acquérant de la densité, s'oriente suivant des lignes de force que « l'incitation fonctionnelle » lui donne.

Ces soins post-opératoires bien observés nous ont donné :

1° La rapidité de la cicatrisation qui a été obtenue en deux mois dans de nouveaux cas, alors que les auteurs signalent une durée de 4 à 6 mois et plus;

2° Une déformation peu marquée du membre et une cicatrice très réduite en tant que largeur et adhérence;

3° Un comblement homogène de l'encoche opératoire, comblement que nous avons contrôlé radiographiquement;

4° Un pourcentage très faible de récidives.

CHAPITRE III

Pronostic

Malgré les excellents résultats constatés radiographiquement, il est prudent de faire quelques réserves. L'infection osseuse est la plus tenace qui soit, et l'on sait qu'elle peut se réveiller après des années de guérison en apparence absolument complète. M. Jacob signale qu'il a dû pratiquer tout récemment l'amputation de cuisse chez un vieux blessé invalide de 1870, âgé de 72 ans, qui avait été opéré plusieurs fois, il y a quarante ans, pour ostéo-myélite du fémur consécutive à une fracture par balle.

A l'hôpital complémentaire XII, à Limoges, quatre blessés opérés plusieurs mois auparavant pour ostéomyélite traumatique, revinrent pour fistulisation nouvelle de leur blessure. La radiographie a montré le comblement homogène de l'encoche opératoire et la densité du tissu de régénération : il n'y avait donc pas lieu à intervention. Il a suffi de débrider légèrement le trajet fistuleux, sous anesthésie locale, pour donner issue à de toutes petites esquilles « en copeau » qu'au moment de l'acte opératoire le ciseau avait détachées et qui étaient restées dans les tissus voisins. Après cette incision, tout est rentré dans l'ordre.

En résumé, dans tous les cas de récidive chez des

blessés opérés par la technique que nous préconisons, il y a de grandes chances pour que la radiographie montre la régularité de la régénération osseuse; et dans ce cas, nous l'avons dit aux indications à l'intervention, l'abstention est la règle absolue. C'est dire que l'intervention large et précoce est le seul traitement qui offre le plus de garantie contre la récidive grave; et par récidive grave, nous entendons la fistulisation due à la formation nouvelle de vacuoles à géodes et fongosités, entourées d'hypérostoses éburnées.

Dans la statistique des résultats obtenus dans notre service, nous signalons 5 % des récidives pour ostéites diaphysaires ayant nécessité une nouvelle intervention; mais toujours le foyer nouveau était de petites dimensions.

« Notre thérapeutique, dit le Professeur Broca, est donc d'une efficacité réelle, mais non absolue, et souvent si l'on veut attendre la cure définitive au sens réel et scientifique du mot on risque de ne pouvoir jamais affirmer qu'elle est obtenue. Pour une ostéo-myélite diffuse, spontanée ou traumatique, le chirurgien peut penser que le processus est arrêté jusqu'à nouvel ordre; il ne doit jamais affirmer qu'il est radicalement éteint ».

Cependant, grâce à l'intervention large, nous croyons fermement ne plus voir rentrer dans les services de chirurgie des malades déjà opérés de nombreuses fois, et chez lesquels l'extension des lésions, le mauvais état général avec dégénérescence amyloïde des organes, imposent l'amputation.

CHAPITRE IV

Statistique et Résultats

Des interventions pratiquées dans le service de chirurgie de la XIIe région pour :

1° *Ostéites diaphysaires.*

Ostéites fistulisées de l'humérus : 17; récidive : néant.

Ostéites fistulisées du radius : 3; récidive : néant.

Ostéited fistulisées du cubitus : 2; récidive : néant.

Ostéites fistulisées du fémur : 13; récidive : deux.

Ostéites fistulisées du tibia : 16; récidive : une.

Ostréites fistulisées du péroné : 2; récidive : néant.

Sur 53 interventions diaphysaires, trois récidives, soit 5 pour 100. Les plus mauvais résultats étant fournis par le fémur. Les deux ostéites fémorales ont guéri après une nouvelle intervention; le foyer nouveau était de petites dimensions.

L'ostéite diaphysaire du tibia récidivante a entraîné l'amputation, commandée par le mauvais état général du malade, la déviation de l'axe de la jambe, l'enroulement du pied.

M. H. Lefèvre, de Bordeaux enregistre pour :

45 interventions par l'obturation immédiate à l'aide de lambeaux pédiculés, 8 échecs, soit 15 %;

21 interventions par la méthode au tamponnement, 6 échecs, soit 30 %;

5 plombages iodoformés, 3 échecs soit 60 %.

Voici par notre méthode le temps qui fut nécessaire à la cicatrisation :

Cicatrisés en un mois : 5; (humérus, 3; radius 2).

Cicatrisés en deux mois : 40; (humérus, 14; radius, 1; cubitus, 2; fémur, 8; tibia, 13; péroné, 2).

Cicatrisés en trois mois : 5; (fémur, 3; tibia, 2).

2° *Ostéites épiphysaires.*

De l'humérus : 2; récidive : néant.

Du tibia : 8; récidive : deux.

Du grand trochanter : 4; récidive : une.

Des condyles : 7; récidive : trois.

Sur 21 interventions épiphysaires, 6 récidives, soit moins de 30 %, les plus mauvais résultats étaient fournis par les ostéites des condyles fémoraux.

Pour un seul de ces échecs, une amputation (à la suite d'une ostéite des condyles fémoraux) commandée encore par le mauvais état général du malade, l'ankylose complète de l'articulation du genou, et la décalcification intense de toute l'épiphyse condylienne.

3° *Ostéites des os plats.*

Omoplate : 2; récidive: néant.

Os iliaque : 6; récidive : 1.

Sacrum : 1; récidive : néant.

Pour l'ostéite récidivante de l'os iliaque, opérée en octobre 1920, la guérison n'était pas obtenue lorsque nous avons quitté l'Hôpital complémentaire n° 12, en janvier 1921.

Pour tous les 8 cas favorables, la cicatrisation fut obtenue dans une moyenne de deux mois, plus rapidement pour l'omoplate.

4° *Ostéites des os courts.*

Calcanéum : 7; récidive : trois.

Sur trois récidives, deux guérirent à la suite d'une nouvelle intervention; l'autre s'est fistulisée de nouveau et entraînera ou la résection ou l'amputation.

CHAPITRE V

Observations

Nous possédons 85 observations d'ostéo-myélites chroniques fistuleuses, traitées par la technique et les soins post-opératoires que nous avons décrits; toutes ces observations sont complétées par des épreuves radiographiques prises, et avant l'intervention, et une fois la cicatrisation obtenue.

1° *Ostéo-myélites des diaphyses.*

Observation I. — G..., 106e Rég. I., classe 1910.

Blessé le 28 août 1918 par éclat d'obus : fracture esquilleuse du tibia droit au tiers supérieur.

Intervention le 30 août : Extraction du projectile et immobilisation dans une gouttière métallique.

Intervention le 10 octobre : Esquillectomie et curettage.

Le 18 novembre, application d'un appareil de marche de Delbet.

Mars 1919 : la plaie est fermée et la fracture paraît consolidée.

Le 16 avril, apparition d'une fistule sur la crète tibiale et issue d'une esquille. La fistule se ferme, puis se rouvre à plusieurs reprises. La partie de la jambe correspondant à l'ancienne fracture est rouge et douloureuse.

Entrée à l'H. C. XII, janvier 1920, pour ostéomyélite chronique fistuleuse du tibia. L'examen radiographique montre une cavité ostéitique au-dessous de l'ancien foyer de fracture, contenant des séquestres, surplombée en haut par une hypérostose exubérante; deux vacuoles sont creusées sur le bord interne du cal.

Intervention le 29 janvier 1920 : Incision au niveau de la plaie fistuleuse sur la face interne du tibia. Excision de la cicatrice. Libération des lèvres de la plaie et découverte à la rugine du foyer : le tissu condensé bordant est abattu au ciseau; curettage de fongosités au centre du foyer; mise à plat de la cavité que l'on réunit à celle résultant de la trépanation sur la face interne du cal. Tamponnement de la brèche à l'éther.

Trois jours après, on installe l'irrigation discontinue au chlorure de magnésium; corsettage de la plaie le 10 février.

Le 25 mars, la plaie est complètement fermée; le blessé se lève et marche; il a été présenté le 1er avril à la société médico-chirurgicale de la Haute-Vienne.

Observation II. — R... Louis, 172e Rég. Inf., classe 1909.

Blessé le 20 octobre 1918 par balle; fracture du tibia et du péroné droit au tiers inférieur.

Intervention le 20 octobre 1918, extraction du projectile et immobilisation dans une gouttière.

Intervention le 3 janvier 1919, extraction de trois esquilles volumineuses.

Intervention le 6 février 1919, extraction de deux esquilles.

Intervention le 26 juin 1919 pour plaie fistuleuse et foyer d'ostéite; incision de la peau au niveau de la plaie fistuleuse; le foyer ostéitique est régularisé et curetté; contre-incision sur la face externe au niveau d'une ancienne cicatrice enflammée; drainage d'une incision à l'autre. La plaie se comble partiellement, mais reste fistuleuse.

Entré à l'H. C. XII, janvier 1920. Examen radiologique : vacuole à la face interne du tibia; hypérostoses condensées à la partie supérieure et inférieure.

Intervention le 5 février 1920 : Abord par la face interne du tibia; les parois éburnées supérieure, inférieure et interne sont abattues largement au ciseau; ablation de bourgeons fougueux et de séquestres parcellaires : la vacuole interne est aplatie. Pansement après tamponnement à l'éther.

Irrigation discontinue le 7 janvier. Corsettage de la plaie le 15 janvier; les lambeaux glissent et sont maintenus facilement dans le fond de la plaie qui se comble et se cicatrise rapidement.

La cicatrisation est complète le 28 mars.

L'examen radiologique montre alors la régularité de l'encoche comblée uniformément par un tissu homogène; la cicatrice est à peine adhérente; le malade ne ressent aucune douleur.

Ajoutons que la cicatrisation se maintenait en janvier 1921.

Observation III. — P. Jean..., 21ᵉ R. A. C., cl. 1913, Ostéo-myélite traumatique.

En juin 1916, une chute de voiture détermine une hydarthrose du genou gauche et une forte contusion de la crète tibiale; les douleurs furent constantes pendant près de trente mois.

En janvier 1919, apparaissent une tuméfaction et une rougeur à l'endroit douloureux, sur la crète tibiale, un peu au-dessous de la tubérosité antérieure; le malade marche difficilement.

Intervention le 28 mars 1919 à l'hôpital militaire de Nancy. Curettage. (Au dire du blessé, la plaie ne guérit pas.)

Intervention le 28 juin 1919 à l'hôpital de Nancy : Nouveau curettage.

La plaie se ferme en octobre 1919 pour se fistuliser de nouveau moins d'un mois après avec issue spontanée de deux esquilles.

Le malade entre à l'H. C. XII, le 12 janvier 1920 pour plaie fistuleuse du tiers supérieur du tibia : la cicatrice ancienne est rouge, enflammée; l'os est douloureux dans toute sa moitié supérieure. L'examen radiographique décèle une encoche anfractueuse du tibia avec petits séquestres.

Intervention le 11 février 1920 : Abord du tibia par la face interne : découverte d'un long foyer d'ostéite remontant dans l'épiphyse supérieure et rempli de fongosités; les parois de ce foyer sont abattues jusqu'à la moelle centrale.

Irrigation discontinue le 13 février.

Corsettage de la plaie le 24 février.

La plaie est cicatrisée le 29 mars; le blessé se lève. Cicatrice peu adhérente.

Issue d'une petite esquille le 5 avril. Toute rentre dans l'ordre. La guérison se maintient en janvier 1921.

Observation IV. — S... Louis, 29ᵉ B. C. P.

Entré le 31 octobre 1919. Abcès suite de fracture du fémur droit, un tiers moyen, consécutive à une blessure de guerre. L'os est soufflé dans toute sa longueur.

Température : 39°.

Deux interventions antérieures.

Intervention le 2 novembre. Incision externe au niveau de l'ancienne cicatrice; os soufflé, spongieux; issue d'un pus abondant; l'abcès occupait toute la portion antéro-interne avec diverticules allant vers l'anneau de Hunter et en haut vers le petit trochanter. Trépanation large de l'os; on voit sourdre des masses fongueuses. Pas de pus apparent dans la moelle centrale. Tamponnement à l'éther.

Irrigation discontinue le 5 novembre.

Corsettage de la plaie le 15 novembre.

Le blessé rejoint ses foyers, cicatrisé le 1er mars 1920.

Observation V. — D.... Paul, 338e R. I.

Blessé le 25 mars 1918 par éclat d'obus : fracture de l'humérus gauche un tiers inf.

Deux interventions antérieures.

Entré le 7 novembre 1919 à l'H. C. XII pour plaie fistuleuse du bras gauche.

Intervention le 4 novembre : Incision au niveau du trajet fistuleux à deux travers de doigt au-dessus de l'épicondyle. Découverte d'une encoche osseuse dans laquelle se trouve un séquestre qui est extrait.

Régularisation de la cavité par nivellement des bords.

Cicatrisation fin décembre.

Observation VI. — F... Léonard.

Fracture du radius pour blessure de guerre. Une intervention antérieure.

Entré dans le service pour plaie fistuleuse de l'avant-bras droit.

Intervention le 13 novembre 1919 : Incision au tiers inférieur sur la face dorsale. Curettage et aplanissement d'une anfractuosité radiale.

Cicatrisation le 15 janvier 1920.

Observation VII. — Du Ch..., sous-lieutenant, 17e R. I.

Blessé le 1er octobre 1918 : fracture du tibia gauche.

Entré dans le service le 29 septembre 1919 pour plaie fistuleuse de la jambe gauche, tiers supérieur.

Intervention le 20 novembre : on tombe sur une cavité osseuse à bords taillés à pic, remplie de tissus fongueux. Toute cette cavité est abrasée et on cherche à faire une cavité peu élevée.

Irrigation discontinue le 25 novembre.

Cicatrisation le 15 mars.

Observation VIII. — Var... Jean, 30e B. C. P.

Entré le 14 novembre 1919 pour plaie fistuleuse du tibia droit. Deux interventions antérieures.

Intervention le 24 novembre. Découverte d'un vaste foyer d'ostéite; ablation de sequestres adhérents et de fongosités; on abat les angles et les bords du foyer.

Irrigation discontinue le 30 novembre.

Corsettage de la plaie le 10 décembre.

Cicatrisation : avril 1920.

Observation IX. — B... Pierre, 120° R. I.

Blessé le 25 juillet 1918 par balle : fracture esquilleuse des deux os de lajambe droite, tiers moyen.

26 juillet : esquillectomie et extension continue.

16 octobre : hôpital de Cannes, curettage.

8 avril 1919 : hôpital mixte de Limoges, curettage à la suite duquel la plaie se ferme, puis se fistulise à nouveau au mois d'octobre.

Entré dans le service le 20 novembre 1919.

Intervention le 24 novembre : Incision au niveau d'un des trajets fistuleux sur la face externe du tibia. Découverte d'un vaste foyer d'ostéite qu'on curette et dont on abat les bords et les angles. Seconde incision au niveau de la deuxième fistule sur le bord antérieur du péroné et curettage d'une petite encoche de cet os.

Cicatrisation le 15 mars 1920.

Observation X. — Kober Franz, 5° R. I. bavarois.

Plaie fistuleuse humérus gauche, tiers supérieur. Consolidation anguleuse de la fracture (une intervention antérieure).

Intervention le 6 décembre 1919 : abord de l'os par la face antérieure. Découverte d'une cavité dans laquelle se trouve un gros séquestre et des fongosités; on en abat les bords largement.

Cicatrisation le 12 février 1920.

Observation XI. — Hosp... André, sergent.

Blessé le 18 janvier 1915 à la cuisse gauche par éclats de grenade.

Débridement et drainage à l'ambulance d'armée le même jour.

Février 1915 : abcès sur l'ancienne cicatrice; extraction de deux éclats, dans une formation sanitaire de Lyon.

Juillet 1915 : la plaie se fistulise : curettage et ablation d'esquilles. La guérison est obtenue en novembre 1915.

Après être restée fermée pendant quatre ans, la plaie se fistulise à nouveau en juillet 1920.

Entré à l'H. C. XII le 22 juillet 1920.

Intervention le 31 juillet : Abord par la voie externe. A la rugine, on découvre un foyer d'ostéo-périostite qui siège au niveau du tiers inférieur du fémur. Trépanation jusqu'en tissu sain. Tamponnement à l'éther.

Le 3 août, irrigation discontinue et corsettage de la plaie.

Le 2 septembre, érysipèle de la cuisse gauche; pansements humides, sérum antistreptococcique.

Cicatrisation le 15 septembre. H. marche sans fatigue et quitte l'hôpital pour reprendre ses occupations assez pénibles de commerçant.

Nous revoyons H... en novembre; la cicatrice paraît bonne et solide.

Observation XII. — Des... Marcel, 367e R. I.

Blessé le 8 octobre 1918 : fracture double du tiers inférieur de la jambe droite par balle.

9 octobre : ostéo-synthèse du tibia.

28 novembre : ablation de la plaque.

6 décembre : appareil de marche de Delbet.

10 septembre 1919 : entré à l'H. C. XII pour plaie fistuleuse de la jambe droite.

Examen radiologique : fracture du tibia et du péroné avec consolidation latérale et précaire. Importante perte de substance au niveau de la face interne du tibia avec ostéite à ce niveau. On voit à la partie supérieure de la fracture une petite vis métallique incluse dans le tibia.

Le 26 septembre : Curettage (Dr Descazal) et ablation de la vis signalée. La plaie ne guérit pas.

18 décembre 1919 : examen radiologique : Cavité anfractueuse de la face interne du tibia qui ne tient que par un mince pont osseux externe.

19 décembre 1919 : Nouvelle intervention; curettage et aplanissement de l'anfractuosité interne.

Soins post-opératoires : irrigation discontinue au Dakin et corsettage de la plaie.

Cicatrisation le 1er avril 1920.

Le blessé est revu au mois d'août et examiné aux rayons X; la cavité s'est comblée en partie d'un tissu homogène. La cicatrisation se maintient.

Observation XIII. — L... René, 94e R. I.

Blessé le 13 mai 1918 par balle : fracture de l'humérus droit, tiers moyen.

13 mai 1918 : esquillectomie; ostéo-synthèse.

16 décembre 1918 : à Gourdan-Polignan, ablation de cette plaque.

Entré à l'H. C. XII, le 15 décembre 1918 pour plaie fistuleuse externe du bras droit.

Intervention le 20 décembre 1918 : le foyer d'ostéite sur le bord externe de l'humérus, au niveau de 'a faille est curetté et aplani.

Cicatrisation le 10 février 1920.

Observation XIV. — J... Georges, 4e génie.

Blessé le 8 novembre 1918 par éclat d'obus : fracture du fémur, tiers moyen.

Deux interventions antérieures.

Entré à l'H. C. XII, le 15 décembre 1919 pour plaie fistuleuse de la cuisse.

Examen radiologique : fracture du fémur, au tiers moyen avec consolidation anguleuse; notable chevauchement du fragment supérieur qui forme un éperon venadt se terminer sous la peau dans la région externe de la cuisse. Ostéophyte prolongeant le cal jusqu'au voisinage du condyle externe.

Intervention le 26 décembre : Abord par voie externe; excision de tout l'éperon que forme le fragment supérieur; ablation du séquestre signalé.

Soins post-opératoires habituels.

Cicatrisation le 20 mars.

Observation XV. — S... Léonard, 3e zouaves.

Blessé le 30 mai 1918 : fracture de l'humérus gauche, tiers supérieur.

Deux interventions antérieures.

Entré dans le service le 7 janvier 1920, pour plaie fistuleuse postérieure du bras gauche.

Examen radiologique : gros ca' avec tunnellisation et ostéite diffuse.

Intervention le 12 janvier : abord par la voie antérieure; on fait sauter au ciseau la paroi antérieure de la tunnellisation.

Cicatrisation le 7 mars 1920.

Observation XVI. — B... Jean, sergent, 416e R. I.

Entré à l'H. C. XII, le 10 janvier 1920 pour ostéite fistuleuse de l'humérus droit.

Deux interventions antérieures.

Examen radiologique : fracture au tiers moyen de l'humérus droit avec consolidation par cal de mauvaise nature; exostoses volumineuses à la partie supérieure et inférieure de chaque fragment, invaginant un petit sequestre.

Intervention le 21 janvier : Abord par la voie externe; au ciseau, on fait sauter largement les hypérostoses qui surplombent le foyer.

Cicatrisation le 1er mars 1920.

Observation XVII. — L... François, 299e R. I.

Blessé le 7 mars 1918 par éclats de torpille; fracture du tibia droit, tiers moyen.

8 mars : extraction des projectiles; immobilisation du membre en extension continue.

14 septembre : à Mâcon, curettage pour ostéite consécutive à la fracture. L'ostéite se tarie et la plaie reste fermée 8 mois.

Le 1er février 1920, entré dans le service pour plaie fistuleuse interne de la jambe droite. La radiographie montre une encoche anfractueuse du tibia droit.

Intervention le 20 février : Toilette et mise à plat du foyer ostéitique.

Irrigation discontinue le 25 février.

Corsettage de la plaie le 28 février.

Cicatrisation le 1er mai; elle se maintient en janvier 1921.

Observation XVIII. — M... Auguste, 20 ans.

Le malade a reçu un coup de pied de cheval sur la jambe droite en mai 1916.

A son entrée dans le service le 1er novembre 1920, M... accuse des douleurs très vives, à exacerbation nocturne dans toute la moitié inférieure du tibia qui est soufflée considérablement. Atrophie musculaire de toute la jambe malade. Il n'y a pas de trajet fistuleux.

Examen radiologique : Ostéite de la face externe du tibia droit à quatre travers de doigt au-dessous de l'articulation. Périostose assez accentuée; zone décalcifiée à l'intérieur de l'os. Aspect du spina ventosa.

La température du malade 39°, les douleurs continues, le gonflement des gaines musculaires imposent l'intervention.

Intervention le 4 novembre : Abord par la voie interne; dans la gaîne des fléchisseurs, pus abondant. Trépanation large de l'os dans toute la zone soufflée; issue d'un pus crémeux du bulbe de l'os. On aplanit autant que cela se peut, la brêche opératoire.

Irrigation discontinue le 7 novembre.

Corsettage des deux lèvres de l'incision le 15 novembre.

Cicatrisation le 30 janvier.

2° *Ostéites épiphysaires.*

Observation XIX. — Cl... (André), 121ᵉ R. I., Cl. 1912.

Blessé le 2 juin 1918 : fracture du condyle externe droit par éclat d'obus.

Deux interventions antérieures.

Entré à l'H. C. XII, le 1er novembre 1919 pour ostéite fistulisée de la cuisse au niveau du condyle externe.

Intervention le 13 novembre 1919 : abord par la voie externe; découverte d'un vaste foyer avec esquilles adhérentes et fongosités.

Soins post-opératoires habituels; la plaie est cicatrisée en mars 1920.

Observation XX. — M... (François), 54ᵉ R. I. Cl. 1908.

Entré à l'H. C. XII, le 13 actobre 1919 pour plaie fistuleuse au niveau du grand trochanter gauche. L'examen radiologique montre une anfractuosité au dépens du grand trochanter et ostéite raréfiante.

Intervention le 13 novembre 1919 : mise à plat du foyer; on tente une greffe graisseuse qui est éliminée cinq jours après. La plaie ne guérit pas et se fistulise à nouveau.

Nouvelle intervention le 2 avril 1920; technique et soins opératoires habituels. La cicatrisation est obtenue fin juin et se maintient actuellement.

Observation XXI. — M... (Victor), sergent 233° R. I. Entré à l'hôpital XII le 20 novembre 1919 pour ostéite fistulisée de l'articulation scapulo-humérale consécutive à une blessure par éclat d'obus; trois interventions antérieures.

Examen radiologique : la tête humérale n'est plus reconnaissable, et l'articulation est remplacée par un grand nombre de stalactites osseux et de séquestres.

Intervention le 31 décembre 1919 : abord par la voie de résection de la tête humérale; découverte d'un post osseux allant de l'acromion à l'humérus et recouvrant une cavité ostéifiée; on abat ce pont osseux; les parois du foyer sous-jacent sont régularisées au ciseau; curettage du foyer profondément dans la tête humérale; ablation de fongosités et de fragments osseux en partie nécrosés. Tamponnement avec des compresses à l'éther.

Le blessé sort guéri le 2 avril 1920. Nous avons eu l'occasion de le voir tout récemment; la guérison se maintenait.

Observation XXII. — S... (Louis), 100° R. I.

Ostéite de l'extrémité inférieure du fémur gauche, surtout localisée à la face externe où l'on voit deux petits séquestres (fracture par éclat d'obus en novembre 1917).

Deux plaies fistuleuses : une externe, l'autre antérieure.

Deux interventions antérieures.

Intervention le 7 janvier 1920 : abord par la voie externe.

La plaie est cicatrisée le 1er avril 1920.

Observation XXIII. — P... (Jean), 146e R. I. Cl. 1919.

Ostéo-myélite de l'adolescence localisée à la région juxta-épiphysaire du tibia gauche, tiers inférieur.

La maladie remonte à deux ans.

Examen radiologique : réaction aiguë du périoste. Au niveau de la région enflammée, les contours de l'os ont perdu leur précision et leur régularité.

Altération de la structure osseuse de l'extrémité inférieure du tibia. La partie médullaire et la partie spongieuse homogène présentent une structure particulière; la perméabilité générale de l'os est augmentée. Il existe une résorbtion osseuse et une décalcification qui apparaissent surtout au niveau du foyer inflammatoire, mais se remarquent aussi dans les régions voisines, telle l'articulation du coup de pied. Cette atrophie osseuse prend en outre au niveau de la lésion un aspect tacheté et légèrement voilé; il s'est constitué quelques cavités dans le bulbe de l'os, cavités remplies de fongosités, se traduisant à la radiographie par des lacunes. . . . .

Intervention le 21 juin 1920 : abord par la voie interne; évidement de l'os; la cavité est aplanie autant que cela se peut. Tamponnement avec des compresses à l'éther.

Irrigation discontinue le 25 juin.

Corsettage de la plaie le 2 juillet.

Le malade sort guéri le 5 octobre.

Observation XXIV. — D... (Eugène), 20 ans.

Ostéo-myélite de l'adolescence, localisée à l'extrémité inférieure du tibia droit.

Examen radiologique : Raréfaction osseuse commençant dans la région du bulbe et s'étendant vers la diaphyse; hyperostose au niveau de la diaphyse lui donnant un aspect soufflé.

Intervention le 15 avril 1920.

Cicatrisation septembre 1920.

3° *Ostéite des os plats.*

Observation XXV. — M... (Martial), 338° R. I.

Blessé le 3 août 1918 par éclat d'obus.

Deux interventions antérieures.

Plaie pénétrante de la région de l'aile iliaque qui présente plusieurs points d'ostéite caractérisés par des ombres moutonnées. Il semble également y avoir une légère sub-luxation de l'articulation sacro-iliaque.

Intervention le 31 décembre 1919 : incision arciforme au niveau du trajet fistuleux; à la rugine, on découvre largement le foyer d'ostéite entouré d'un tissu éburné exubérant et irrégulier. Mise à plat du foyer. Tamponnement avec des compresses à l'éther.

Irrigation discontinue le 4 janvier.

Corsettage de la plaie : 10 janvier.

Cicatrisation le 10 mars.

Observation XXVI. — L... (Louis), sergent, 140° R. I.

Perte de substance du bord externe de l'aile iliaque avec foyer d'ostéite à ce niveau.

Une intervention antérieure.

Intervention à l'H. C. XII le 18 décembre 1919; incision au niveau du trajet fistuleux; le foyer d'ostéite est largement découvert; hyperostose considérable des bords qu'on abat autant que possible. Ablation de fongosités nombreuses; curettage; le trajet se dirige vers la fosse iliaque interne.

Sortie du blessé après cicatrisation, 15 mars.

Observation XXVII. — D... (Denis), 22° S. I. M.

Ostéite fistulisée de la fosse iliaque externe droite par blessure de guerre août 1918.

Une intervention antérieure à la suite de laquelle la plaie s'est fistulisée.

Intervention le 1er décembre 1919 : incision arciforme au niveau du trajet fistuleux; hyperostose considérable autour du foyer qu'on curette et qu'on aplanit par abattement large des bords.

Cicatrisation : fin février 1920.

4° *Ostéites des os courts.*

Observation XXVIII. — Ver... (Léonard).

Blessé le 29 mars 1918 par éclat d'obus.

Intervention le même jour.

Intervention le 24 août 1918 à Ayre-sur-Adour.

La plaie se ferme le 12 mai 1919.

Entré à l'H. C. XII le 1er décembre 1919. Examen radiologique : perte de substance du tubercule antérieur du calcanéum dont un fragment a basculé en dehors et vient faire saillie un peu au-dessous de la malléole externe. Deux plaies fistuleuses au-dessous des deux malléoles.

Intervention le 8 décembre 1919 : incision au niveau de la plaie fistuleuse externe; ablation du fragment qui a basculé; ce fragment recouvre une cavité remplie de fongosités. Contre-incision au niveau de la fistule interne qui communique largement avec celle du côté opposé. Curettage de tout ce trajet. Drainage d'une incision à l'autre.

Irrigation discontinue au Dakin le 10 décembre 1919.

Les plaies sont fermées le 15 mars.

Fistulisation nouvelle des cicatrices le 5 juillet.

Examen radiologique (7 juillet) : synostose de l'astragale et du calcanéum; vacuoles au niveau du sinus du tarse; décalcification des os du tarse et du protarse; exostose et perte de substance au niveau de la partie postérieure de l'astragale.

Intervention le 19 juillet : curettage.

La cicatrisation est obtenue le 1er septembre et se maintient en janvier 1921.

Observation XXIX. — Tr... (Joseph), 175e R. I.

Blessé le 15 juillet 1918.

Fracture comminutive au niveau de l'articulation cuboïde métatarsienne.

Deux interventions antérieures.

Intervention à l'H, C. XII le 5 décembre 1919 : incision au niveau du trajet fistuleux face antérieure du cuboïde. Au-dessous d'un pont osseux reliant le calcanéum au cuboïde, on découvre une anfractuosité dont on extrait des fongosités. Curettage du foyer qui communique à travers la plante du pied avec une autre fistule située à deux travers de doigt du bord interne du pied. Curettage de tout ce trajet qu'on draine d'une plaie fistuleuse à l'autre.

Irrigation discontinue le 10 décembre.

Cicatrisation le 22 mars.

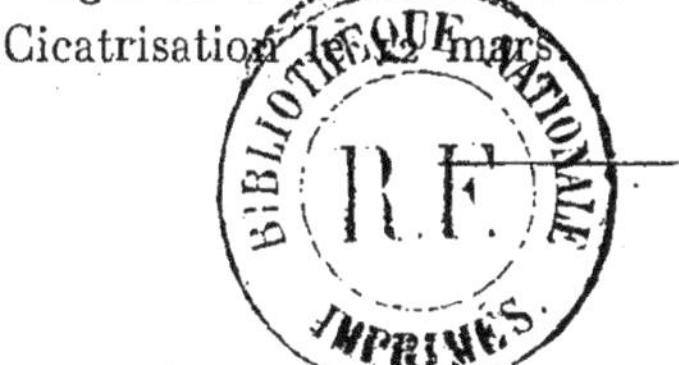

CONCLUSIONS

I. — Les ostéo-myélites chroniques ne sont justiciables que du traitement chirurgical actif et précoce qui doit être mis en œuvre dès que le diagnostic d'ostéite est posé. L'abstention opératoire est commandée par ces deux conditions :

a) Cavité aplanie par une intervention antérieure et comblement homogène de cette cavité;

b) Absence de séquestre.

II. — Le traitement prophylactique de l'ostéo-myélite chronique consécutive aux fractures ouvertes consiste dans l'esquillectomie large et la stérilisation de la plaie osseuse.

III. — L'intervention opératoire consiste dans l'ouverture large du foyer d'ostéite, dans l'abrasion au ciseau et à la curette de toutes les parties malades et dans la mise à plat de la cavité osseuse (Technique mise au point par M. le Professeur Broca et le médecin inspecteur Jacob). Cette mise à plat doit être exécutée en abattant les parois du foyer, et, d'une façon générale, toute partie d'os qui surplombe une cavité. L'opération terminée, il ne doit rester ni voûte osseuse, ni anfractuosité, ni cul-de-sac.

L'os est toujours abordé par sa face chirurgicale, quand bien même la fistule ne serait pas située à ce niveau.

IV. — Les soins post-opératoires doivent assurer :

a) La stérilisation de la plaie par l'irrigation discontinue au chlorure de magnésium à 12 gr. 1 pour 1.000 grammes;

b) Le comblement de l'encoche osseuse par glissement des tissus; ce glissement est activé par le « corsettage » des deux lèvres de la plaie opératoire.

V. — L'intervention large et précoce est le seul traitement qui offre le plus de garantie contre la récidive.

VI. — Le traitement thermal n'est pas curatif de l'ostéo-myélite; son action tonique sur l'état général, son heureuse influence sur la régénération osseuse ne sont indiqués qu'après aplanissement du foyer ostéitique et ablation des séquestres.

VII. — Le traitement mécanothérapique déclanchera dans l'os de nouvelle formation « la phase de remaniement ». Il est indiqué dès que la plaie opératoire est fermée.

BIBLIOGRAPHIE

BROCA (A.). — Les séquelles ostéo-articulaires des plaies de guerre. Collection horizon, 1916.

CANTAS. — Sur un cas de plombage organique par greffe épiploïque d'un évidement osseux pour ostéo-myélite. (*Bull. et mém. Soc. de chirurgie*, 14 juillet 1911.)

CAUBET (H.). — Les greffes graisseuses. (*Toulouse-Médical*, 14 octobre 1919.)

CONRAD. — Traitement de l'ostéo-myélite traumatique, 1919.

CUNEO (B.). — La réparation osseuse. (*Chirurgie réparatrice et orthopédique*, 1920.)

DUFOUR. — Ostéites chroniques consécutives aux fractures par projectiles de guerre. (Thèse Lyon, 1918.)

DELORME (H.). — Fractures ouvertes de guerre.

DUMERY. — Traitement de l'ostéo-myélite chronique fistuleuse. (*Société de médecine militaire*, 2 décembre 1920.)

Duvard. — Thèse de doctorat. (Toulouse, novembre 1918.)

Heitz-Boyer. — Précisions sur la chirurgie sous-périostée et le mécanisme de l'ostéo-génèse. (*Bulletin de la Société de Chirurgie de Paris*, 8 juillet 1919.)

— Ostéite productive. (*Bull. et mém. de la Soc. de Chirurgie*, Séance du 30 juillet 1918.)

Heitz-Boyer et Sheikevitch. — Du processus ostéogénique de réparation chez l'adulte. (Compte rendu de l'Académie des Sciences, 17 octobre 1917.)

— Du processus évolutif de la réparation ostéo-génique après les fracas de guerre. (Compte rendu de la *Société de Biologie*, février 1919.)

Jacob. — Traitement de l'ostéo-myélite chronique, 1919.

Lefèvre (H.). — Sur le traitement des cavités osseuses, suite d'ostéo-myélites traumatiques. (*Revue de chirurgie*, janvier 1919.)

Marie (A.). — Traitement des fistules des diaphyses osseuses. (Thèse, Paris, 1919.)

Makins (M.). — Traitement de l'ostéo-myélite traumatique, 1919.

Markas. — Beitraze Z. Klin. chirurgie, 1912. t. LXXVI, page 523.

Martin et Petrie. — Des phases de l'infection précédant l'ostéo-myélite traumatique dans les fractures de guerre.

298

Mouhoud. — Ostéo-myélite ascendante de la cuisse (Paris, 1919).

Morestin. — Transplantation graisseuse. (*Bull. et mém. Soc. de chirurgie*, 1916.)

Patel. — Mécanisme de consolidation des fractures ouvertes. (Congrès français de chirurgie, octobre 1919.)

Regaud (Cl.). — (Publiées sous la direction de) Leçons de chirurgie de guerre.

Silhol (J.). — Ostéo-myélite fracturaire. (*Chirurgie réparatrice et orthopédique*, 1920.)

www.ingramcontent.com/pod-product-compliance
Ingram Content Group UK Ltd.
Pitfield, Milton Keynes, MK11 3LW, UK
UKHW021656260726
13994UKWH00003B/1487